Die nasalen Reflexneurosen

und ihre Behandlung

Von

Dr. Albert Blau
Privatdozenten an der Universität Bonn

BONN 1915
A. Marcus & E. Webers Verlag
Dr. jur. Albert Ahn

Die nasalen Reflexneurosen
und ihre Behandlung

Eine kurze kritische Studie

Von

Dr. Albert Blau
Privatdozenten an der Universität Bonn

BONN 1915
A. Marcus & E. Webers Verlag
Dr. jur. Albert Ahn

Sonderabdruck aus
„Schmidts Jahrbücher der gesamten Medizin".

Druck: Otto Wigand'sche Buchdruckerei G. m. b. H., Leipzig.

Wohl kaum ein Gebiet der Medizin ist mit einem so großen Aufwand von Phantasie und vielfach mit einem solchen Fanatismus diskutiert worden wie das der nasalen Reflexneurosen. — Darunter hat die unbedingt erforderliche Nüchternheit entschieden gelitten und die Rhinologie oder besser die Rhinologen bei so Manchem in einen gewissen Mißkredit gebracht, denn wer zuviel verspricht kommt naturgemäß in den Verdacht mangelnder Objektivität.

Vom Rosenfieber angefangen — im alten Rom bot man den Sklaven beim Kauf Rosen zum riechen an, um zu erkennen, ob sie etwa an Epilepsie litten — bis zu der ersten ernsten Mitteilung Voltolinis über die Heilung zweier Asthmakranker durch die Beseitigung von Nasenpolypen, ist immer wieder bis in die jüngste Zeit der Versuch gemacht, die Erkrankungen der Nase in irgendeinen Zusammenhang mit gleichzeitig an allen möglichen Körperstellen und Organen vorhandenen Krankheitserscheinungen zu bringen. Ausgangs des vorigen Jahrhunderts waren es Hack und seine Schüler, welche die Beziehungen der Nase zu anderen Körperregionen als „neue Lehre" gewissermaßen propagierten. Hack selbst freilich war in der letzten Zeit seiner vorzeitig beendeten Arbeit nicht mehr ein so schroffer Verfechter der besonders von seinen Nacheiferern gepredigten Anschauungen. — Heute hat das Sengen und Brennen der angeblich an „Allem" schuldigen Schwellkörper der Nasenmuscheln zum größten Teile aufgehört, und wir erblicken im Galvanokauter nur ein Instrument von gleicher Bedeutung wie sie allen anderen Instrumenten zukommt.

Wenn das Interesse an diesem Gegenstand dennoch in neuerer Zeit wieder sich gehoben, so darf man das vielleicht mit den Worten Killians auf der Laryngologentagung 1913 begründen. Kilian sagte: „Wir Rhinologen sind zur Klärung der ganzen Asthmafrage besonders berufen.“

Die Asthmafrage ist wohl mit als das Wesentlichste aus dieser ganzen Unzahl der nasalen „Reflexneurosen“ herauszuschälen, was für eine kritische Betrachtung dieser Gruppe von Krankheiten sehr wertvoll ist. Gewiß wollen auch wir nicht leugnen, daß es eine Zahl von Krankheitserscheinungen gibt, deren Erklärung, ja auch deren Heilung das Bestehen bzw. die Beseitigung nasaler Veränderungen zur Voraussetzung hat. Diese Veränderungen organischer Natur müssen aber auch in der Nase vorhanden sein, zumindest die Zusammenhänge völlig gesichert sein, ehe wir uns therapeutisch dadurch beeinflussen lassen. So darf man von vornherein sagen, ist die Kritik der „Reflexneurosen“ keine dankbare Aufgabe, und es ist in folgendem nur ein schüchterner Versuch gemacht, der sich besonders auf die neueren Arbeiten auf diesem Gebiete stützt, ohne aber eine Klärung zu bringen etwa in dem Sinne einer Erklärung der Erscheinungen auf organischem Wege oder einer Auffindung neuer Nervenwege. Die im Schlußverzeichnis aufgeführte Literatur zählt die seit 1904 erschienenen und benutzten Arbeiten auf ohne Anspruch auf absolute Vollzähligkeit zu erheben.

Die ernste sachliche und strenge Kritik all jener Dinge durch B. Fränkel begonnen, von den Besten unter den Rhinologen aller Zeiten wie Sir F. Semon, Schmiegelow, Bouchard, Mackenzie, P. Heymann, Jurasz, M. Schmidt, Gottstein u. a. mit sicherer Konsequenz immer wieder verfolgt, erlaubt es uns heutigen Nasenärzten mit Genugtuung, das Gebiet der Reflexneurosen neuerer Arbeit zu unterziehen. Im Jahre 1904 hat Kuttner in einer ausgezeichneten Monographie die ganze Frage eingehend beleuchtet — man kann wohl sagen die gesamte Literatur bis dahin berücksichtigt — und die letzte Attacke, die sich an die Arbeit von Fließ anschloß, welcher die Zusammenhänge der Nase mit der Genitalsphäre in den Vordergrund therapeutischer Wundertaten rückte, mitgemacht.

Wieder ist heute das Asthma die causa movens für das Interesse an all diesen Dingen. Den herrlichen Weg, den uns Kirstein, Meister Killian und Brünings durch die Erfindung und den Ausbau der Auto-, Tracheo-Bronchoskopie gewiesen, die glänzenden technischen Fortschritte, welche wir hier besonders Killian und Brünings verdanken, führten bald auf die Ideen, diese Methoden auch bei der Asthmabehandlung zur Geltung zu bringen. Vornehmlich Ephraim hat so die Diskussion über das Asthma angeregt.

Was verstehen wir nun unter einem Reflex überhaupt? — Der Reflex ist doch zuvorderst ein normaler Vorgang. Herrmann erklärt ihn — ich zitiere nach Kuttner — so: unter einem normalen, physiologischen Reflex verstehen wir jede unwillkürliche Erregung zentrifugaler Nerven, wenn sie unmittelbare Folge der Erregung zentripetaler (sensueller oder sensibler) Nerven ist.

Der sensuelle Nerv oder der sensorische, eigentlich spezifische Sinnesnerv der Nase ist der N. olfactorius, der Riechnerv. Die Empfindungsfasern der Nasenschleimhaut werden von den beiden ersten Ästen des Trigeminus geliefert, dem sekretorische Fasern vom Sympathikus beigemengt sind, und die Verbindungen beider mit anderen Nervengebieten ist eine ganz besonders vielseitige.

Die Reizung eines der beiden Nerven kann nun reflektorische Vorgänge auslösen, in der Nase selbst z. B. einen Niesreiz, oder an anderen Körperstellen, z. B. im Larynx, den Husten. Endlich kann aber auch ein Reiz von einer anderen Körperstelle aus einen Reflex in der Nase hervorgerufen.. Ich erinnere als Beispiel an das Zuschwellen der Nase bei gewissen Erregungszuständen usw. ähnlich wie bei der Plethora abdominalis, bei welcher es Gerhard beschrieb.

Auf Grund dieser Erscheinungen hat Jurasz die auch heute noch zweckentsprechendste Einteilung der nasalen Reflexneurosen, d. h. der krankhaften Störungen der normalen Reflexvorgänge gegeben: in 1. solche, bei denen der Reiz in der Nase angreift und zu einer außerhalb der Nase gelegenen Reflexauslösung führt. Man rechnet hierzu unter anderem —

ich will das ganze Heer nicht aufzählen — das Asthma, Glottiskrämpfe, Alpdrücken, nervöse Herzbeschwerden wie Kardialgie, Tachykardie, Angina pectoris, Thränenträufeln, Lidödeme, Störungen an den Ohren, der Genitalsphäre, Fazialiskrämpfe, ferner die Migräne, Kopfschmerzen, die Epilepsie, die Basedowsche Krankheit, den Veitstanz, die Enuresis nocturna, Melancholie, Hysterie. Alle diese Krankheiten können wohl manchmal auf reflektorischem Wege von der Nase aus erregt bzw. hier und da beseitigt werden, wohlverstanden: können es, werden es aber nicht regelmäßig, einige sogar selten und nur ausnahmsweise.

Die 2. Juraszsche Gruppe umfaßt die Reflexneurosen der Nase, „bei denen die sensible Erregung in der Nase stattfindet und sich durch einen Reflex in der Nase äußert". Man versteht darunter u. a. den nervösen Schnupfen, das Heufieber, den Herbstkatarrh, das Rosen-, Stallfieber, den Eisenbahn- und Ipekakuanhaschnupfen.

Endlich 3. gibt es Reflexneurosen, bei denen „die sensible Erregung in einem anderen Organ ihren Ursprung nimmt und reflektorisch auf die Nase übertragen wird". Dies sind wieder gewisse Formen des nervösen Schnupfens, Nasenbluten, starker Niesreiz, Hyperämie und Schwellung der Nasenschleimhaut, Erytheme und Ödeme der äußeren Nasenbedeckungen (Kuttner).

Diese aufgezählten Erscheinungen werden von der Nase bzw. in ihr hervorgerufen auf reflektorischem Wege und nur dann kommt ihnen der Name Reflexneurose zu, wenn der Reflexbogen, d. h. die von den zentripetalen hier in Betracht kommenden Nerven auf dem Wege über das Zentralorgan, das Gehirn, zu den entsprechenden zentrifugalen Nerven geleiteten Reize in ihrem Ablauf gestört sind, verstärkt oder aufgehoben. Es handelt sich dabei nicht um die ebenfalls häufig sich zeigenden Mitempfindungen oder Irradiationen, das sind Empfindungen, ausgelöst durch Reizungen eines bestimmten Nervengebietes, die auf ein benachbartes Nervengebiet übergreifen, dies miterregen. Einen substanziellen Befund, eine organische nachweisbare Erkrankung eines Teiles dieses Reflexbogens können wir dabei nicht erheben. Wir sprechen daher wie bei allen Neurosen von einer funktionellen Erkrankung, falls wir nicht zugeben wollen, es handele sich doch um organische, uns aber heute noch nicht für die Erkenntnis zugängliche Krankheitsformen oder -wege.

Ein besonderes Interesse von allen in Rede stehenden Krankheitserscheinungen fordert, wie gesagt, das Asthma, das wie durch andere Reize auch durch eventuelle nasale in Szene gesetzte Bronchial-, das Reflexasthma, welches wie auch das essentielle Asthma ein ganz bestimmtes Krankheitsbild darstellt, verschieden z. B. vom Asthma cardiacum oder dyspepticum.

Beim typischen Asthmaanfall dieser Gruppe, von welcher gehandelt werden soll, sind es — im Gegensatz zu anderen asthmatischen Zuständen — die präzise, sich hauptsächlich auf die expiratorische Phase beschränkende Atemnot, die Blähung der Lungen, das Volumen pulmonum auctum, der Tiefstand des Zwerchfelles, der Katarrh über den Lungen und der Auswurf mit den oft in ihm enthaltenen Charcot-Leydenschen Kristallen und Curschmannschen Spiralen (denen übrigens als pathognomonisches Zeichen nicht die früher gemeinte Bedeutung zukommt), welche die Diagnose sichern.

Die zeitweise Häufung der Anfälle, die verschieden langen Ruhepausen, das Auftreten der Anfälle mit Vorliebe des Nachts sind weitere Eigentümlichkeiten dieser Art asthmatischer Zustände, die sich oft an ganz bestimmte Ursachen regelmäßig wiederkehrend anschließen, vielfach unglaublich geringfügige, manchmal geradezu an wunderbare Dinge anknüpfend. — Ich erinnere z. B. an den bisher einzigen Fall Kuttners, dessen Patientin die allergeringsten Spuren von Feuchtigkeit in einem Raume oder einem Hause entdecken konnte, da sie mit präzisester Promptheit auf jegliche solche kleinste Spur mit ihren Asthmaanfällen reagierte. — Wir wissen von Menschen, die nur an einem bestimmten Orte, ja nur in einer bestimmten Straße ihre quälenden Beschwerden bekommen, während andere umgekehrt gerade überall und nur an einem bestimmten Orte nicht von ihrem Leiden geplagt sind.

Ist aber nun dies Bronchialasthma eine echte nasale Reflexneurose? Diese Frage ist gerade in letzter Zeit wieder viel diskutiert. Es ist wesentlich, daß einzelne Symptome des Asthma wohl reflektorisch meist von der Nase her künstlich zu erregen sind, sehr selten aber ihre Kombination. Das Wesen des Bronchialasthmaanfalles ist ja mit Biermer in einem Bronchospasmus der kleinen und kleinsten Bronchialverzweigungen zu suchen. Dies hat auch Cloetta experimentell zu beweisen versucht. Daneben sollen kongestive Zustände eine Rolle spielen (Krause). Die Rachitis, die exsudative Diathese (Strümpell) sind als ursächlich oder die Entstehung des Leidens fördernd ins Feld geführt worden. Toxische und infektiöse Einflüsse, namentlich solche von den Mandeln ausgehende (Goldmann), sind verantwortlich gemacht, wobei dann die Anaphylaxie die Auslösung des einzelnen Falles bedingen soll. Cholewa glaubt, daß ein abnormer Verlauf des M. depressor und vasomotorische Störungen den Asthmaanfall hervorrufen.

Nach Stäubli läßt sich das ganze Krankheitsbild des Asthma zurückführen auf angeborene Anomalie im Magendarmmechanismus und er meint, der spastische oder vasomotorische Bronchialkrampf sei die Folge psychischer Vorgänge bei Menschen, welche eine Übererregbarkeit bestimmter Zentren ererbt haben. Zur Kennzeichnung des Asthma gehört auch die Eosinophilie des Blutes. Es gilt nun als häufig geäußerte Anschauung in letzter Zeit, und gerade die interne Medizin hat sich diesen Standpunkt zu eigen gemacht, daß die meisten Fälle von Bronchialasthma auf einer allgemeinen Neurose beruhen. Gewiß, wir wissen aus der Kasuistik, aus eigener Erfahrung, daß eine gewisse psychopathische Disposition, wie zu jeder Neurose, auch vielfach für das Bronchialasthma maßgebend ist. Auch die Therapie gibt dem recht. Ist es doch in letzter Zeit auch gelungen, auf psycho-analytischem Wege das Asthma erfolgreich zu bekämpfen. So berichtet uns der Wiener Psychoanalytiker P. Federn von einem bisher 2 Jahre bereits anhaltendem Erfolge. Und speziell auf das zunächst als Reflexasthma gedeutete nasale angewandt, ist es ja unzweifelhaft, daß gerade nervöse oder neurotisch belastete oder gewordene Menschen es sind, welche auf gewisse spontane nasale Reize hin unsere typischen Asthmaanfälle in erster Reihe bekommen. Ebenso gewiß ist aber auch, daß die Diagnose des nasalen Reflexasthma sich nicht nur aufbauen darf auf dem mit Sicherheit auf dem Wege des künstlichen Reizes hervorgebrachten Asthmaanfalle, wie dies Francois Frank verlangt. Viele gute Beobachter behaupten, noch nie einen typischen Anfall durch bestimmte Reize der Nase erhalten zu haben — ich nenne unter ihnen Hayeck, Ephraim. Ich selbst muß hier aber zwei absolut einwandfreie eigene Beobachtungen einfügen, die nicht die Nase, sondern den Nasenrachen betreffen, in deren einer es mir jedesmal und absolut sicher gelang, bei mäßig kräftigem Touchieren des Rachendaches, und zwar genau etwa der Mitte desselben einen typischen, stets fast gleich starken Asthmaanfall hervorzurufen, während dies in dem 2. Fall nicht immer, aber sehr oft von gleicher Stelle aus sicher gelungen ist. Ich muß ferner betonen, daß es momentan durch Kokain gelang, den Anfall zu unterdrücken und daß es endlich jedesmal möglich war, durch kürzere Zeit fortgesetztes Touchieren — es kam dabei eigentlich nur auf das festere Abreiben der Schleimhaut, weniger auf das Medikament an — diese Stellen so abzuhärten, daß längere Pausen, ja monatelange, einmal sogar eine fast 2 Jahre währende Asthmaruhepause eintrat. Ich will sie gar nicht etwa allein auf das Konto der Therapie setzen. Pausen sind ja auch sonst bekannt. Es gibt also zweifelsohne Asthmaanfälle, welche durch Reizung einer bestimmten Stelle des Nasopharynx ausgelöst werden können. Übrigens war in den beiden erwähnten Fällen von keiner anderen Stelle der Nase aus Asthma zu erregen [1]). Sicher gibt es auch ebensolche von der Nase hervorgerufene Anfälle. Und doch habe ich unter zahlreichen Asthmakranken keinen Fall in die Hände bekommen, wo es mir gelungen wäre, durch Berührung der Nasenschleimhaut gleichviel an welcher Stelle — die sog. asthmatogenen Punkte lasse ich als antiquiert unerörtert — einen typischen Asthmaanfall zu erzeugen.

Die Diagnose mit dem Kokainversuch, d. h. durch eventuelle Unterbrechung des Anfalles nach Kokainisierung bzw. Adrenalisierung der

---

[1]) Außer einer wichtigen Pharyngitis bestanden keine krankhaften Veränderungen im Nasenrachen oder in der Nase.

Nasenschleimhaut unbedingt zu verankern, geht auch nicht an, obschon die Milderung des öfteren, die völlige Unterbrechung hin und wieder gelingt.

Nun ist ja immer behauptet worden und erst wieder im vergangenen Jahre von Spieß und auch von Killian, darauf käme es nicht an. Es gelänge durch nasale, lokaltherapeutische Maßnahmen oft, das Asthma zu heilen, ohne daß man es künstlich habe auslösen können. Zweifelsfreie Fälle solcher Art gibt es sicher. Ebenso sicher sind es häufig ganz geringfügige Veränderungen, kleine Polypen, kleinste, wie in den Fällen von M. Schmidt und Fränkel, kleine Hyperplasien, deren Entfernung das Asthma beseitigte. Die kleinsten Berührungen der Nasenscheidewand mit einer Muschel direkt oder durch Vermittelung eines Polypen, durch Empyemeiter usw. sollen es ja sein, die hier am ehesten das Asthma erzeugen. Aus eigener Erfahrung kann ich aber keinen einzigen Fall unter ziemlich reichem Material anführen, in welchem mir eine Heilung oder Besserung des Asthmas auf dem Wege der Nasenbehandlung **allein** geglückt wäre, außer den beiden erwähnten Fällen, wo der Reiz im Nasopharynx saß. Möglich, daß meine Fälle bereits alle so vorgeschritten bzw. so alt waren, daß der Reflexbogen, um wieder mit Kuttner zu reden, „so gängig geworden war", daß bereits alle möglichen Reize von überallher den Anfall auszulösen imstande waren. Alle Überlegungen führen schließlich dazu, zurzeit sich Kuttners Meinung zu fügen und die „Reflexneurose" vorerst anzuerkennen.

In treffendster Weise chrakterisiert Kuttner das Asthma als echte Reflexneurose: „Hier (beim Asthma) haben wir den Typus des pathologischen Reflexes, bei dem die Erregbarkeit des Reflexzentrums über die Norm erhöht und der Erregungsbezirk im Zentralorgan über die Norm verbreitert ist. Und da bei diesem pathologischen Reflexvorgang das anatomische Substrat noch vor der Hand unbekannt ist, so haben wir das Reflexasthma als echte Reflexneurose anzusehen." Liegt also das den Anfall auslösende Moment in der Nase, so dürfen wir wohl vorerst von einer richtigen nasalen Reflexneurose beim Asthma sprechen.

Aber wenn weiter auch die Feststellungen Killians über die Hypersensibilität der Nasenschleimhaut, die er mit der Fadensonde prüft, einen ganz geringfügigen Reiz also ausübt, welcher Spieß sogar noch zu groß erscheint, um die Natur und ihren Asthmaanfall nachzuahmen, unabweisbar sind, und wenn Killian auch meint, beim nasalen Asthma werde diese Hypersensibilität nicht fehlen — die Ausführungen Hayecks u. a., in neuerer Zeit besonders Ephraims nehmen doch auf die bisherigen Überzeugungen starken Einfluß. So fand Ephraim nämlich, daß nach endobronchialen Einstäubungen bei Asthmatikern auch im anfallsfreien Stadium stets eine Expektoration zähen grauen Sputums eintrat, während eine solche z. B. bei Gesunden niemals zu sehen war. Die Untersuchung dieses Sputums ergab zahlreiche desquamierte Bronchialepithelien. Er glaubt darin, d. h. in einer chronischen desquamativen Entzündung der feinen Bronchiolen, die eigentliche Asthmadisposition zu sehen.

Daß das Nervensystem bei diesen Kranken sich im Zustande erhöhter Erregbarkeit befindet, leugnet Ephraim nicht und weist daraufhin, daß alle Erkrankungen der viszeralen Organe, die vom vegetativen Nervensysteme versorgt sind, sich mit einem dauernden Reizzustande der zugehörigen Segmente des zentralen Nervensystems vergesellschaften. Seinen Sputumbefund konnte ich mehrfach bestätigen.

Gleichviel ob diese Befunde weiterer Nachprüfung standhalten werden, erscheint auch sicher dieser Hinweis auf die auch im initialen Stadium der Lungentuberkulose und bei der akuten Bronchitis nachgewiesenen als Headsche Zonen beschriebenen zirkumskripten Hauthyperästhesien, die auf Irradiation beruhen, wenigstens der Überlegung und die erwähnte Untersuchung im anfallsfreien Stadium der Nachprüfung wert. Damit würde vielleicht eine weitere Klärung in dem Abhängigkeitsverhältnis des nasalen Reflexasthma von nervösen Allgemeineinflüssen möglich, wie auch die Aussicht einer ganz konkreten Erklärung denkbar. — Freilich ist das Moment der Expektoration allein nach der endobronchialen Behandlung während des Anfalles selbstverständlich und Allgemeingut ärztlicher

Erfahrung, welche Biermer benutzte, indem er zur Anregung dieser Sekretion in den Bronchien große Dosen Jodkali innerlich gab mit gutem Erfolge. Dies will übrigens Ephraim bei Fällen mit geringerer Sekretion durch endobronchiale Einstäubung einer Jodkalilösung mit Jodtinktur und Novokain ersetzen.

Weiter kann nicht geleugnet werden, die Annahme einer pathologischen Erregbarkeit des Atemzentrums — dies ist doch Vorbedingung für die Lehre vom nasalen Reflexasthma überhaupt — stößt auf Schwierigkeiten, da es offenbar (Ephraim) ein einheitliches, anatomisch begrenztes Atemzentrum nicht gibt. Dieses wird anscheinend von einer großen Zahl einzelner, synergisch zusammengehöriger Muskelzentren gebildet, die räumlich von der Medulla bis ins Dorsalmark sich erstrecken.

Anführen will ich die Bemerkung von Spieß, er glaube, daß jede Unterbrechung des im Vagus verlaufenden Reflexes zwischen Nase und Lunge auch das Asthma aufheben werde. So erklärt Spieß auch die Erfolge der endobronchialen Behandlung.

Diese Anschauung findet eine Stütze in den Ergebnissen der Experimente Großmanns, welcher zu dem Schlusse gelangte, daß im Gegensatze zu den Reizungen aller anderen sensiblen peripheren Nerven die zentripetale Reizung (elektrische) des N. trigeminus, besonders seines 1. und 2. Astes, und des N. laryngeus sup. den Nutzeffekt der Herzarbeit herabsetzt, gemessen am Verhalten des Blutdruckes in den Vorhöfen und im Venensystem. Großmann baut die weiteren Folgerungen darauf auf, daß nach seinen Forschungen „jedwede Stauung in den Lungengefäßen zum Atmungshindernis wird". — „Es handelt sich — (so der Schluß Großmanns aus seinen Versuchen, welche im Original nachgelesen werden müssen) . . . um einen Reflexbogen, dessen zentripetaler Schenkel vom N. trigeminus, der zentrifugale vom N. vagus gebildet wird", und weiter: „Es müssen . . . . zwischen N. trigeminus und N. phrenicus außerhalb des N. vagus gelegene direkte Verbindungen existieren, welche einen zweiten Reflexbogen bilden, der bei Reizung der Nasenschleimhaut in Aktion tritt."

Großmann schildert die nach seinen Reizungen auftretenden Erscheinungen als „frappant“ ähnlich denen des nasalen Asthma. Diese Versuche würden, wenn sie der Nachprüfung stand halten, der Auffassung des Asthmas als Reflexneurose die gewichtigste Unterstützung liefern, und ehe wir nicht die Sicherheit rein organischer Krankheitsvorgänge im Bronchialbaum besitzen, ist dies Versuchsresultat geeignet, die Reflexneurose anzuerkennen.

Wie dem auch sei, wir müssen, unabhängig von theoretischen Diskussionen über die Entstehung des nasalen Asthma, vorläufig uns in unserem Handeln an die Deutung als nasale Reflexneurose halten. Aber die Forderung Kuttners, welcher die Untersuchung der Nase bei einem Asthmakranken an die letzte Stelle setzen will, um jegliche Art von Voreingenommenheit auszuschließen, tut man aus mehr als einem Grunde gut, sich ins Herz zu schreiben.

Die Prognose des nasalen Asthma ergibt sich aus dem Gesagten fast von selbst. Sie ist sehr ungleich je nach der Erfahrung und dem Temperament des Einzelnen, hängt außerordentlich ab von den Lebensbedingungen und Lebensmöglichkeiten des Kranken, vom Alter des Leiden u. a. Bemerken will ich, daß das kindliche Asthma im allgemeinen eine günstige Prognose liefert, wie dies in letzter Zeit besonders Knopf berichtet, während Lederer schwere Fälle bei kleinen Kindern mit spasmophiler Diathese tödlich enden sah[1]). Eine gewisse Zahl von schweren Asthmazuständen und Anfällen dankt aber, wie dies unzweifelhaft aus der Literatur hervorgeht, einer Nasenbehandlung seine Heilung.

Da es häufig — nach Fränkel meist — ganz kleine Veränderungen sind, kleinste Polypen z. B., deren Beseitigung die Heilung herbeiführte und alle möglichen Eingriffe wie Ätzungen der Muscheln, submuköse Resektionen der Scheidewandverbiegungen, Beseitigung von Nebenhöhlenerkrankungen, Kaustiken der Tubercula septi den gleichen Effekt hervorbringen können, so leuchtet daraus ein Verlangen doch erst recht heraus: ein thera-

1) Verfasser beobachtete ebenfalls 2 solche tödlich verlaufende Fälle.

peutisches Handeln in der Nase darf erst begonnen werden, wenn entweder wirklich pathologische Veränderungen auch sonst ein Eingreifen fordern oder wenn auf irgendeine andere Weise ein Zusammenhang sicher, zumindest sehr wahrscheinlich gemacht worden ist. Dies kann in einer Zahl von Fällen eventuell durch den Kokainversuch oder die Auslösung eines Anfalles durch Sondenberührung, durch genaue Prüfung der Sensibilität der Nasenschleimhaut geschehen, und endlich durch die Beobachtung. Endlich ist die Forderung einer ganz genauen internen Untersuchung des Kranken zu erheben und vor allem vorherige sorgfältige Beobachtung eines Anfalles selbst. Denn nur die wirklich typischen Anfälle mit exspiratorischer Dyspnöe usw. haben Aussicht auf Besserung bei nasaler Behandlung bzw. dürfen in diese ganze Rubrik eingereiht werden, sonst müssen wir uns weiter plagen mit der Kritik von Fällen und Krankengeschichten, welche gar nicht oder nicht sicher in diese ganze Kategorie hineingehören. und das klare Bild von der Wirksamkeit der nasalen Behandlung wird verschoben. Dies wird noch selbstverständlicher bei Besprechung der zweiten Gruppe der Reflexneurosen.

Im übrigen fordert die Behandlung des Asthma neben der nasalen die Berücksichtigung aller bewährten alten Methoden: der Narkotika, der Atemübungen, des Jods — ich bevorzuge das Jodostarin und Jodtropon und die intramuskulären Injektionen des Jodipin — des Atropins, des Gebrauches der Hautreize, der Bäder und Badeorte. Die psychische Beeinflussung, die Behandlung bzw. Rücksicht auf exsudative Diathese, die Rachitis sind wesentlich. In neuerer Zeit ist das Adrenalin in subkutaner Anwendung reichlich empfohlen, auch das Pituglandol angewandt. Von letzterem sah ich ebenfalls einen ganz eklatanten Erfolg durch Beseitigung eines schweren Anfalles[1]). Die Vibrationsmassage (Siegel), die Röntgenbestrahlung (Zabel), das Asthmolysin (Weiß, Krause) sollen gute Erfolge

[1]) Wie sich durch weitere Beobachtung herausgestellt, war dieser Erfolg nur ein vorübergehender.

gehabt haben; ebenso das Pituitrin. — Die Summübungen (Hofbauer) und auch die Unterdruckatmung (Bruns) werden sehr gerühmt.

Operativ hat Neumeyer den N. ethmoidalis doppelseitig reseziert und damit reüssiert. Die Anwendung des Adrenalins als Inhalationsmittel oder als Injektion in die Trachea (Grünwald), besonders die Untersuchungen Ephraims über die Wirkung desselben bei den verschiedenen Anwendungsweisen und namentlich auch bei der endobronchialen Einstäubung in Mischung mit Novokain, führten diesen zu einem systematischen Ausbau der Behandlung auf bronchoskopischem Wege. Seine Erfolge sind außerordentlich ermutigend besonders bei Berücksichtigung seiner sehr exakten Krankengeschichten. Die Herstellung des endobronchial zu benutzenden flexiblen Sprays macht die Behandlung zu einer recht einfachen und für den Kranken außerordentlich schonenden, so daß ich, besonders nachdem ich eigene Erfahrungen ins Feld führen kann, diese Methode als die momentan aussichtsreichste warm empfehlen muß. Henke hat ebenfalls sehr gute Resultate damit erzielt; Schlesinger allerdings weniger gute.

Und wenn wir nur damit eine längere Befreiung vom Anfalle bekommen und längere Pausen — um den Skeptikern entgegenzukommen — so ist schon das ein Effekt, wie ich ihn auch selbst bisher in der Regelmäßigkeit kaum sonst erreichen konnte.

Auch die Kalziumsalze werden in letzter Zeit mit Zweck benutzt, wenn auch Hoffmann keine sicheren Erfolge aufweisen kann. Bei Kindern mit spastischer Bronchitis, welche dem Asthma nahe steht, gab Göppert Urethan und empfiehlt es (Dosis 0,5 bis 1,0). Hoffmann gibt das Kalzium in folgender Form: Calc. chlorat., Calc. lact. aa 10,0 : 400,0 zweistündlich 1 Eßlöffel, im ganzen 40 bis 50 g. Auch Tulisan ist angewendet (Weißmann).

Marx gelang es den „Reflexhusten“ durch Behandlung der Tonsillen zu beheben, wobei es nach ihm sehr genau darauf ankommt, gerade die richtige Lakune der Tonsille zu finden. Dies gehört ja eigentlich nicht mehr in das besprochene Gebiet, doch erwähne ich es deshalb, weil andere auch das Asthma durch Tonsillenbehandlung bzw. Exstirpation haben heilen wollen.

Absichtlich an diese Stelle erst soll die Besprechung gerückt werden, welche Bedeutung der Nasenverstopfung als solcher, der dadurch bedingten Atembehinderung für die Entstehung des Asthma zukommt. Wir wissen alle, daß dauernde oder zeitweilige, auch plötzlich auftretende Atemhindernisse in der Nase Atemnot erzeugen. Der Arzt braucht sich — und viele Patienten ebenso — nur zu erinnern, mit welchen Schwierigkeiten mitunter eine Kehlkopfuntersuchung dadurch verknüpft ist, daß der zu Untersuchende einfach erklärt, er bekommt durch den selbst weit geöffneten Mund allein nicht genügend oder gar keine Luft (Kuttner). Die Ausschaltung der Nasenatmung, auch die willkürliche, erzeugt also Luftmangel. Doch fehlen dieser Dyspnöe alle übrigen Zeichen des Asthma. Wenn Voltolini die Frage ventilierte, ob die asthmatische Erkrankung, bedingt durch Nasenerkrankungen, auf einer Reizung oder etwa auf einer Störung im Mechanismus oder Chemismus der Atmung beruht, so gilt es wohl als sicher, daß Fälle vorkommen, in denen ein wesentliches Atmungshindernis in der Nase besteht und dabei auch Asthma. Es bleibt aber das große Verdienst B. Fränkels schon bald darauf hingewiesen zu haben, daß dies nicht zur Begründung der Asthmatheorie verwertet werden könne, zumal gerade seine prägnanten Fälle kleiner Polypen von einer Verstopfung der Nase, einem wesentlichen Atmungshindernis, überhaupt nichts sehen ließen. Ebenso erging es Moritz Schmidt und wohl uns allen. Und weiter gibt es unzählige Fälle schwerster Nasenatmungshindernisse, in denen keine Spur eines Asthma nachweisbar ist. Ja, wie oft kommt es vor, daß ein Kranker mit völlig verlegter Nase bei genügender Indolenz jahrelang gar nichts davon bemerkt, daß seine Nase unbenutzbar geworden ist. Wieder ein Beweis, daß zur Entstehung des Asthma nasale neben organischen Veränderungen oder Abweichungen von der normalen Konfiguration usw. noch andere Dinge gehören, offenbar aber doch Störungen innerhalb des nervösen Reflexbogens. Und endlich haben Hopmann, Böker u. a. dargetan, daß auch atrophische Zustände in der Nase, bei denen also eher eine zu große Durchgängigkeit der Nase besteht, zu nasalem Asthma Veranlassung geben können.

Es darf dies jedoch nicht ohne weiteres hingenommen werden, wissen wir doch, daß auch bei atrophischen Zuständen, bei Trockenheit in der Nase schwere Verlegungserscheinungen in der Nase beobachtet werden.

Ein anderes aber findet sich bei diesen Zuständen sehr oft, freilich auch ohne völlige Verlegung der Nase; wenigstens bildet es sich bei hochgradiger Verstopfung der Nase allmählich fast immer aus. Es sind dies die ebenfalls als Reflexneurosen gleicher Juraszscher Gruppe geltenden Herzpalpitationen, Kardialgien, Tachykardien und Fälle von Angina pectoris, welche sich an Nasenverstopfungen — auch an vorübergehende — ich erinnere an die einfache stärkere Füllung der kavernösen Muschelräume unter bestimmten Feuchtigkeits- und Temperaturverhältnissen, anschließen und mit der behobenen Verstopfung des Nasenatmungsweges wieder schwinden. Und das ist ihr Kriterium. Welche hochgradigen Beschwerden und objektiven Erscheinungen dadurch auftreten können, darf ich vielleicht an einem selbst beobachteten Falle dartun. Es handelte sich um die Frau eines Arztes, welche seit Jahren unter schwersten Herzerscheinungen litt, an Herzklopfen, Pulsbeschleunigung, Aussetzen des Pulses, Unregelmäßigkeit und Atemnot, derart, daß sie seit Monaten ohne Morphium keine Nacht Ruhe fand. Sie bereiste alle erreichbaren Sanatorien usw. Am Ende dieser Wanderschaft meinte der letzte sie behandelnde Kollege, sie solle sich doch auch einmal ihre Nase ansehen lassen. Der Erfolg: eine hochgradige Septumdeviation und Krista verlegte die eine Seite vollkommen, während sekundäre Schwellungen auch die andere ziemlich erheblich verstopften. Die submuköse Resektion der Scheidewand besserte mit einem Schlage für immer die Sache. Bis dahin hatte die Patientin aber keine Ahnung von ihrem Nasenleiden. Solche Fälle kann ja wohl jeder aufzählen, gehören sie doch zu unseren dankbarsten Anhängern.

Erwähnenswert ist hier auch das Alpdrücken, welches vielfach auf nasalen Veränderungen beruht, namentlich bei Kindern oft zusammen mit Aufschreien, Zähneknirschen eine nicht gar seltene Begleiterscheinung der

Rachenmandelhyperplasie darstellt, ähnlich wie die Enuresis nocturna. Alle diese Erscheinungen schwinden dann nach der Beseitigung des Nasenübels, wenn sie wirklich davon abhängig waren, was allein sie der Rubrik der nasalen Reflexneurose zuzählen läßt.

Den experimentellen Beweis für diese Zusammenhänge zwischen Nase, Herz und Zirkulation erbrachte Kratzschmer, Gourewitsch und Luchsinger, welche durch Trigeminusreizung ein Aussetzen, eine Retardation der Herzaktion hervorbrachten. Kratzschmer wies nach, daß die Erregung zentrifugal durch den Vagus sich fortpflanze. Gleichzeitig fand Kratzschmer eine Blutdruckerhöhung bei Reizung der Nasenschleimhaut, die auch nach Durchschneidung beider Vagi bestehen blieb.

Zur gleichen Gruppe reflektorisch mit der Nase in Zusammenhang stehender Erkrankungen gehört auch in **einzelnen** Fällen die Basedowsche Krankheit, deren vollausgebildete Symptome, wie Tachykardie, Exophthalmus, Struma, Graefes und Stellwags Symptome, Hopmann, Moritz Schmidt u. a. nach Nasenbehandlung sicher sich zurückbilden sahen. Die Tachykardie hörte auf, die Augen traten in ihre Höhlen zurück usf. — Es ist hier nicht der Ort, die sich gegenüberstehenden Theorien Kochers, Möbius' zu diskutieren, um zu erkennen, welche Möglichkeiten für den nasalen Zusammenhang sprechen. Nur sei noch erwähnt, daß F. Semon umgekehrt nach der Entfernung von Nasenpolypen mit der galvanokaustischen Schlinge einen vollausgebildeten Basedow sich entwickeln sah, und zwar innerhalb weniger Tage, der sich erst nach Jahren in einigen Symptomen besserte. Dadurch wird die Möglichkeit nasaler Fernwirkung auch hier noch gesicherter (zit. nach Kuttner).

Aber ebenso wie bei der auch in seltenen Fällen bestimmt von der Nase abhängigen Reflexepilepsie, welche hier und da durch Beseitigung nasaler Veränderungen geheilt bzw. günstig beeinflußt wurde, gilt für den Basedow als Maxime, nur dort eventuell nasal etwas zu unternehmen, wo wirklich schwere Veränderungen in der Nase auch sonst rein lokal den Eingriff rechtfertigen. Jegliche Polypragmasie sei besonders auch in diesem vagen Gebiete verdammt! — Der nasalen Untersuchung aber bedürfen viele dieser Fälle unbedingt. Hat doch in einzelnen Fällen der Epilepsie bereits die Entfernung eines Fremdkörpers das Leiden behoben.

Alle diese Erkrankungen können eben einmal auch in Beziehungen zur Nase treten als Reflexneurose, tun es aber sehr selten. Beachtenswert bleiben jedoch die in der Literatur von ernsten Beobachtern mitgeteilten Fälle und fordern bei gewissen Kranken wenigstens zur nasalen Untersuchung unbedingt auf. Anfügen möchte ich nur noch eine kurze Bemerkung über den durch Kitzelreflex von der Nase und auch vom Gehörgang aus zu erregenden Reflexhusten oder Trigeminushusten, welcher des öfteren nach Extraktion von Fremdkörpern, Rhinoliten u. a., nach Kokainisierung oder Anämisierung behoben werden kann.

Der Aufforderung eines physiologisch sich viel betätigenden alten Arztes, Dr. S. Federn (Wien), habe ich bei einer größeren Zahl von Personen den deutlich dargebotenen Kitzelreflex durch Kokainisierung des Kehlkopfes besonders der Interarythänoidgegend, der Nothnagelschen Hustenstelle, zu unterdrücken versucht, mit wechselndem Erfolge. An dieser Stelle keine weiteren Schlußfolgerungen über die noch fortzuführenden Untersuchungen außer der, daß es den Anschein hat, als ob bei den Neurotikern eine Hypersensibilität der Kehlkopfschleimhaut besteht. Vielleicht ergeben sich hier ähnliche Zusammenhänge, wie sie Killian durch die Hypersensibilität der Nasenschleimhaut feststellen konnte.

Auf voraussichtlich angioneurotischen Störungen beruhen noch die nur zu erwähnenden Erscheinungen der flüchtigen Nasenröte und Schwellung der Nasenbedeckungen, das öfter das sog. Pseudoerysipel durch flügelförmiges Übergreifen auf Wangen und Augenlider vortäuschen kann, ferner das umschriebene Hautödem Quinkes, Flimmerskotome, Ekzem, Schwindel, Nervenschmerzen, teils wie Zarniko beschreibt als „rheumatische", teils als „neuralgische" auftretend, endlich Kopfschmerzen. Daß alle diese Fernsymptome in gewissen Fällen auf einem Reflexvorgang, der von der Nase ausgeht, namentlich von Schwellungen — besonders sei hier erinnert an manche Kopfschmerzen, welche nach Zerstörung von hyperplastischem Schwellgewebe an den Tubercula septi zu beiden Seiten der

Nasenscheidewand schwinden — (u. a. Levinstein) zurückzuführen sind, darf man gelten lassen. Erklären lassen sie sich mit Zarniko sehr leicht als Reizung der Vasomotoren, andere durch reflektorische Vorgänge von Nervenreizen ohne Vermittelung von Gefäßalterationen. Ein Teil dieser Erscheinungen gehört aber sicher in das Gebiet der Irradiationen, also eigentlich nicht hierher. Am wenigsten wird man gegen die Auffassung der Migräne, soweit sie von der Nase auslösbar oder beeinflußbar ist, als rein reflektorische Erscheinung einzuwenden haben, um mit Zarnikos Worten zu reden. Und es gibt sicher zahlreiche solche Migränekranken, deren Übel die Nase zum Ausgangspunkt nimmt. — Über die Migränepunkte Rosenbachs und ähnliches glaube ich hinweggleiten zu dürfen, will aber noch erinnern an manche Okzipital- und Supraorbitalneuralgien, welche von bestimmten Stellen — diese selbst sind nicht einheitlich — ihren Ursprung nehmen, ohne daß etwa diese nasalen Stellen selbst irgendwie Schmerzen an ihrem Orte erregen oder auf Berührung schmerzhaft sind und durch entsprechende Maßnahmen beseitigt werden. Ferner sei erwähnt, daß Großmann den Tic douloureux durch nasale Behandlung beseitigen konnte.

Erlaubt sei mir nun, den beiden anderen Gruppen der nasalen Reflexneurosen kurze Worte zu widmen.

Es gibt eine Reihe von zum Teil sehr unliebsamen und außerordentlich störenden Erkrankungen der Nase selbst, welche einem in der Nase wirksam werdenden Reiz ihre Entstehung zuzuschreiben haben. Gemeinhin werden hier eine ganze Zahl ätiologisch verschiedener Krankheitsformen unter dem Sammelnamen des nervösen Schnupfens vereint. Theoretisch gefördert hat Bárány durch seine Studien über den Niesreflex unsere Kenntnis hier.

Bestimmte Idiosynkrasien, wie z. B. gegen gewisse Rosendüfte, Parfüms, gegen Jodoform u. a. erzeugen solchen nervösen Reizschnupfen, aber nicht bei allen Menschen. Wir müssen hier wieder mit der nervösen Disposition Einzelner operieren, eine gewisse neuropathische Belastung ins Feld führen. Jedoch sind diese Erscheinungen in diesem Zusamenhange nichts Seltenes. Ähnlich ist es mit dem sog. Ipekakuanha- und Leukopodiumschnupfen der Apotheker und dem Eisenbahnschnupfen Fränkels. Der Ruß und Staub in den Eisenbahnzügen erregt bei solch neurotischen Menschen einen ganz gleichen Schnupfen. Endlich bekommen eine Reihe von Menschen nach Abkühlung bestimmter, begrenzter Körperteile regelmäßig solche Attacken nervösen Schnupfens; der eine, wenn die Unterschenkel, der andere, wenn z. B. der Rücken abgekühlt wurde. Namentlich junge Mütter, welche nachts plötzlich und oft aufstehen müssen, um ihre Kinder zu versehen, leiden vielfach unter diesem häßlichen Nasenlaufen und Niesen — wohlgemerkt, aber ohne etwa erkältet zu sein. Es handelt sich um keine Infektion!

Wir müssen uns immer vergegenwärtigt halten, daß schon die Bezeichnung Schnupfen für diese Formen eine nicht zweckdienliche ist. Unter Schnupfen oder gemeinem Schnupfen verstehen wir den meist auf Durchnässungen oder andere Erkältungsarten folgenden infektiösen Schnupfen. Beim nervösen Schnupfen ist von Infektion keine Rede. Hier ist es ein Reiz, welcher entweder den Weg des Riechnerven oder den des Trigeminus wandelt und von thermischen Einflüssen, von Gerüchen, chemisch oder mechanisch, taktilen reizenden Körpern ausgeht. Trockene und heiße Luft wirken mitunter schon. Theater, Konzert sind solchen Menschen oft förmliche Qualen.

Nicht ganz berechtigterweise — Zarniko will sogar eine prinzipielle Unterscheidung — sieht man in der gleichen Rubrik ein sehr bekanntes und quälendes Leiden figurieren, den Heuschnupfen. Seine Entstehung ist seit Bostock immer wieder von neuem diskutiert worden. Helmholtz, welcher selbst von ihm zu leiden hatte, und in neuerer Zeit Sticker glaubten, ein „lebendiger" Erreger stelle seine Ursache dar, während bereits Elliotson den Geruch und die Pollen blühender Gräser für den Sommerkatarrh oder den Heuschnupfen verantwortlich machte. Blackley erbrachte schon 1873 einen experimentellen Beweis dafür. Aber erst Dunbar gelang es, nachzuweisen, daß die Pollen bestimmter Getreide- und Grasarten und das in ihnen enthaltene Pollengift immer, wenn es frei gemacht wird, nicht nur während der Blütezeit, Heufieber bei den Kranken auch experimentell erzeugen. Ein chemisch wirkendes Gift wäre mithin das erregende Moment für den Bostockschen, oder, wie Biermer ihn nennt, den idiosynkrasischen Sommerkatarrh, kurzweg für den Heuschnupfen, das Heufieber.

Damit wird auch gegen diesen Hauptvertreter der 2. Juraszschen Einteilungsgruppe der nasalen Reflexneurosen der Kampf eröffnet. Ob das Heufieber nunmehr noch mit einigem Recht zu den Reflexneurosen gezählt werden darf? — Zunächst wohl noch ja, denn trotzdem wir das Gift kennen und auch künstlich damit den Heuschnupfen (auch zur nicht kritischen Zeit) hervorrufen können, auch durch subkutane Einverleibung, so deuten doch viele Umstände, namentlich die von Dunbar selbst mitgeteilte Tatsache, daß bei ihm selbst und auch bei einer zweiten Versuchsperson ernstere asthmatische, katarrhalische Beschwerden einsetzten bzw. eine eitrige Bronchitis, und zwar nicht neben, sondern an Stelle der sonst üblichen nasalen Krankheitssymptome, daraufhin, daß dennoch zur Entstehung des echten Heufiebers gewisse prädisponierende, offenbar nervöse Momente nötig sind (Kuttner). Wohl dürften, wie Kuttner meint, mechanische, psychische, klimatische und sensuelle Reize gelegentlich in gleichem Sinne wirksam werden können wie die chemisch-infektiöse Noxe „und hierfür könnten wir den Begriff der Reflexneurose vorerst gar nicht entbehren“. Weitere Untersuchungen werden gewiß hier bald einen Entscheid bringen.

Alle diese unter dem Bilde des sog. nervösen Schnupfens ablaufenden Krankheitsformen treten natürlich in verschiedenen Graden auf. Von der einfachen Verlegung der kavernösen Räume zur Hydrorrhoea nasalis mit ihrem mitunter sehr reichlichen wasserhellen Sekret, zum gleichzeitigen Nieskrampf, Tränenträufeln, Lidödem, Parästhesien am Kopf und Hals und Fieber bis schließlich zu den höchsten Graden, in denen epileptiforme Krämpfe und Asthma das Bild beherrschen, die nasalen Vorgänge zur Seite schiebend. Wie stark im einzelnen Falle die psychopathische Disposition, eine eventuell hysterische Veranlagung ist, erhellen die von

Mackenzie, Down und Sticker mitgeteilten Fälle, in denen einmal eine vorgehaltene künstliche Rose, ein andermal der Anblick eines gemalten Erntefeldes und endlich das tiefe Mitleid zweier junger Damen mit dem Heuschnupfen ihres Vetters, typische nervöse bzw. Heuschnupfenanfälle auslösten (Kuttner).

Die schweren Störungen, welche eine hochgradigere Hydrorrhöe bereits durch die mit ihr verbundenen Niesreize, welche sich bis zu förmlichen Nieskrämpfen steigern können, mit kolossaler Erschütterung des ganzen Körpers und selbst das bloße Nasenlaufen bedingen können, werden durch zahlreiche Beispiele der Kasuistik gelehrt, und kein Rhinologe wüßte nicht über ähnliche Fälle zu berichten. Ich kenne einen Kollegen, welcher derart unter einer Hydrorrhöe mit Nieskrämpfen leidet, sobald Jodoformgeruch in seine Nase gelangt, daß 6 bis 8 Taschentücher in wenigen Minuten durchtränkt sind. Es wird von Kranken erzählt, welche ihrem Berufe nicht mehr nachgehen konnten, der Melancholie und schweren neurasthenischen Zuständen verfielen, mit dem Suizidium spielen u. a. m. Manchmal genügt bereits die jedesmal beim Aufenthalt in trockeneren Räumen auftretende Zuschwellung der Nase, um alle Lebensfreude zu vernichten. Es sind ja fast ausschließlich geistige Arbeiter, denen diese Übel alle zustoßen und darum die Beschwerden besonders fühlbar.

Eines ist aber gewiß, man steht gerade diesen Zuständen meist nicht hilflos gegenüber, ihre Prognose ist fast stets eine günstige. Mit geringen Ausnahmen findet man wirklich pathologische Veränderungen in der Nase, namentlich Hyperplasien der Muschel, besonders die sog. hinteren Enden, deren Entfernung das Leiden zumindest außerordentlich lindert, meist dauernd oder doch wenigstens für lange Zeit aufhebt. Auch selbst früher nicht zu ertragende Schädlichkeiten werden dann ohne Beschwerden mit in Kauf genommen. — Einen Rat darf man aber nicht unterdrücken: nur das darf therapeutisch nasal vorgenommen werden, was auch sonst lokal notwendig gewesen wäre und ferner bleibe, von Ausnahmen abgesehen, die Behandlung den blutigen Methoden vorbehalten und der Galvanokauter auch hier möglichst im Hintergrunde!

Der Heuschnupfen, für dessen Diagnose wir in den Dunbarschen Feststellungen und in den darnach hergestellten Mitteln ziemlich sichere Reagentien haben, wird, wie größere Statistiken lehren, durch Pollantin und Graminol entschieden in sehr vielen Fällen sehr günstig beeinflußt, zum Teil sicher geheilt.

So berichtet Zarniko, er habe unter 492 Kranken in 61,3 Proz. einen vollständigen Erfolg gehabt, in 23,1 Proz. einen unvollkommenen und nur in 15,6 Proz. gar keinen. Lübbert hat ähnliches beobachtet: die entsprechenden Zahlen lauten: 59,2, 28,3, 12,5 Proz. — Der Heufieberbund allerdings gibt schlechtere Erfolge an: vollen Erfolg nur in 26,5 Proz., unvollkommenen in 42,5 Proz., unbeeinflußt 31 Proz.

In letzter Zeit ist in der sog. Pollenvakzine, einem englischen Präparat, welches aus den Pollen von Phleum pratense, dem Thimoteusgras, hergestellt wird und in besonderen Verdünnungen auch als Diagnostikon benutzt wird, ein Mittel empfohlen, das prophylaktisch durch subkutane Einverleibung wirken soll. Eigene Erfolge darüber habe ich nicht. Diagnostisch hat es mich im Falle eines Offiziers mit unregelmäßigen Heuschnupfenattacken einmal zum sicheren Entscheide geführt. Es tritt, ebenso wie bei Einträufelungen von Pollantin bei Heufieberkranken in den Konjunktivalsack, Rötung namentlich an der Karunkel ein. Hoffmann und andere empfehlen in jüngster Zeit besonders die Kalziumsalze. Die Immunisierung ist nach Albrecht (Pollantin) und Ellern (Wright) recht ermutigend.

Daß eine Allgemeinbehandlung auch hier nicht versäumt werden darf, leuchtet ohne Erörterung ein. Ebenso, daß der größte Wert auf Beseitigung etwaiger nasaler Erkrankungen zu legen ist.

Ein ähnliches, dem Heuschnupfen fast identisches Krankheitsbild, nur ätiologisch unterschieden, bietet der Herbstkatarrh, der Catarrhus autumnalis. Er wird uns beschert durch die Ambrosia artemisifolia und Solidagoblüten. Ein Fluidextrakt aus diesen soll nach Ingalls in 67 Proz. einen vollen Heileffekt erzielt haben.

Die letzten Betrachtungen, welche unser Thema fordert, gelten den

Beziehungen der Nase zur Genitalsphäre. Der Rhinologe tritt an sie mit etwas gemischten Empfindungen und ein wenig Trauer heran. Es hieße Eulen nach Athen tragen, wollte man es unternehmen, diese so reichlich diskutierten Fragen mit ihren unheilvollen Übertreibungen, nachdem Seifert wieder eine so ausgezeichnete Kritik geschrieben, mit vollem Literaturverzeichnis nochmals breit zu treten. Genug sei es zu betonen, daß in unserer an Erörterung sexueller Dinge und Beziehungen so überreichen Zeit die Arbeiten von Fließ den erneuten Anstoß gaben, auch als Rhinologe sich mit all den Dingen zu beschäftigen. Den Sturm, welchen Fließ erntete, obschon gewiß an einzelnen seiner Feststellungen Wahres und Zweckdienliches haftet, hat neben Anderen namentlich Kuttner und letzthin Seifert geführt. Er stellte fest, daß z. B. die vikariierenden Blutungen, d. h. Blutungen aus der Nase, an Stelle ausbleibender normaler Vorgänge, wie dies bereits Endriß aus dem Materiale von Jurasz klarlegte, selten seien, daß nicht alle sich nur als reflektorische Vorgänge deuten lassen, daß endlich vikariierende Blutungen aus anderen Organen, z. B. Magen und Lungen, wie von Puech und Krieger statistisch festgelegt ist, ebenso häufig, zum Teil häufiger auftreten.

Sicher bestehen Beziehungen zwischen diesen beiden Sphären und die Arbeiten Trautmanns haben uns auch neben denen anderer die Nervenwege gezeigt, welche hier vermittelnd wirken könnten. 1. Den Olfaktorius; 2. den Sympathikus, der unter Mitwirkung des Trigeminus und des N. petrosus profundus major durch den Plexus hypogastricus und solaris mit den Genitalorganen in Verbindung tritt; 3. der 1. und 2. Ast des Trigeminus, die durch Vermittelung des Ganglion sphenopalatinum und wahrscheinlich auch des Ganglion Gasseri mit den anderen Hirnnerven und dem Sympathikus in Verbindung tritt.

Die möglichen Verästelungen des Geruchssinnes mit der Libido sexualis, die ja gewiß bei Tieren vorhanden ist und mitunter zu überraschenden natürlichen Aufklärungen Veranlassung gibt, wie es das Beispiel der armen des § 175 so lang verdächtigten Maikäfer lehrt (Kuttner), alles was damit verbunden werden kann, bleibe übergangen. Wichtig der

Erörterung jedoch sind die Folgen etwaiger Nasenbehandlung in bezug auf den Abort und die sog. Dysmennorrhoea nasalis.

Mitteilungen von Küpper und Fließ legten die Befürchtung nahe, eine galvanokaustische Ätzung der Nasenmuscheln könnte leicht einen Abortus herbeiführen. Die kritische Sonde Kuttners hat aus diesen Mitteilungen nichts Beweisendes für eine solche Behauptung herausfinden können. Die aufgezählten Fälle enthalten entweder ungenaue Angaben oder namentlich die Fließschen zeigten die angeblich reflektorisch ausgelösten Uterusblutungen, die gar nicht bis zum Abortus führten oder die anderen Erscheinungen in einem so unsicheren schon zeitlich — es waren 3 bis 4 Tage vergangen, ehe sich nach dem nasalen Eingriff die Genitalsymptome vorstellten — fast unmöglichen Zusammenhang, daß ihnen ein größerer, gar beweisender Wert nicht zukommt. Anders lag es mit einer Mitteilung Schechs in seinem Lehrbuch, die ebenfalls gerade vor galvanokaustischen Ätzungen während der Gravidität warnt. Schech hatte, wie er Kuttner auf briefliche Anfrage mitteilte, bei einer Patientin nach Galvanokaustik eine Ohnmacht in unmittelbarem Anschluß an den Eingriff und sofort hinterher Wehen beobachtet. Zum Abort kam es auch hier nicht. Immerhin verlangt diese präzise Mitteilung Beachtung und mahnt zur Vorsicht, die freilich schon an sich ja selbstverständlich ist. Denn jeder Eingriff soll doch in der Schwangerschaft, soweit irgend möglich, unterbleiben. Überdies hält Schech selbst den berichteten Vorfall nicht etwa für reflektorisch erzeugt, sondern für eine Folge des Shocks, der namentlich bei graviden Frauen doch selbst an kleinste Eingriffe und die damit verbundene Erregung sich anschließen kann. Dies wurde ja auch wahrscheinlich durch die gleichzeitige Ohnmacht.

Nun zur nasalen Dysmennorrhöe! — Fließ sagt — ich lasse ihn am besten selbst sprechen: „Es gibt in der Nase gewisse genau umschriebene Stellen, deren Zugehörigkeit zu den Geschlechtsorganen zunächst durch die Veränderungen bezeugt wird, die sie ganz typisch, wenn auch in wechselndem Ausmaß bei der Menstruation des Weibes erleiden. Diese Stellen sind 1. die beiden unteren Muscheln und 2. die an beiden Seiten der

Nasenscheidewand symmetrisch sitzenden, durch Blutgefäß- und Nervenreichtum ausgezeichneten Erhöhungen, die sog. Tubercula septi.“ Das Vorhandensein von Schwellgewebe an dieser Stelle ist übrigens nicht bewiesen.

Und weiter schreibt Fließ: „Physiologisch zeigen sich an jenen Stellen der Nase, den unteren Muscheln und den Tuberculis septi — wir wollen sie kurz als Genitalstellen der Nase im engeren Sinn bezeichnen — bei jeder Menstruation folgende Veränderungen: 1. sie schwellen an, 2. sie bluten leicht, 3. sie sind auf Sondenberührung schmerzhaft empfindlich, 4. sie sind leicht zyanotisch verfärbt.“

Soweit Fließ. Er bezeichnet dann die Schmerzhaftigkeit auf Sondenberührung, seine „neuralgische Veränderung“, als charakteristisches, menstruelles Zeichen. Sie steht mit dem von ihm aufgestellten Begriff der nasalen Dysmennorrhöen im engsten Zusammenhang. Unter dieser versteht Fließ diejenigen Dysmennorrhöen, bei denen der Schmerz im Leibe und im Kreuz nach Eintritt der menstruellen Blutung nicht aufhört, während die entgegengesetzte Gruppe, bei welcher dies der Fall ist, nach ihm von somatischen bzw. lokalen in den Unterleibsorganen gelegenen Veränderungen abhängig ist.

Koblanck, welcher als Assistent Ohlshausens die Fließschen Untersuchungen an der Berliner Universitäts-Frauenklinik kontrollierte, schloß sich den Fließschen Beobachtungen an, ohne sich den weittragenden Schlußfolgerungen zu verbinden. Schiff bestätigte durch Untersuchungen an den Wiener Frauenkliniken, bei Schauta und Chroback, im allgemeinen die Angaben von Fließ. Berufen haben sich beide und auch ihre Anhänger vielfach auf Mackenzie, der aber, wie Kuttner genau feststellt, nie die Behauptung verfochten hat, daß diese beschriebenen nasalen Veränderungen während der Menstruation, ja sogar zu den Kalenderzeiten derselben im Verlaufe der Gravidität, für alle Frauen typische, absolut regelmäßige seien. Und darauf kommt es an. Fließ selbst spricht einmal vom Vorkommen bei den meisten Frauen, dann von dem typischen, immerwährenden Vorhandensein.

Fließ ging weiter. Er konnte nach seinen Berichten durch den

Kokainversuch absolut sicher sagen, welcher Gruppe der Dysmenorrhöen der einzelne Fall zugehört, denn bei der nasalen Form derselben gelänge es immer, todsicher die Schmerzen durch Kokainisierung der Genitalstellen der Nase zu beseitigen und eventuell umgekehrt, nach Aufhören der Kokainwirkung, durch Ätzung mit Trichloressigsäure in erhöhtem Maße wieder auszulösen. Ferner glückte es ihm wohl immer, durch elektrolytische oder galvanokaustische Zerstörung bzw. Ätzung, wie auch mittels Trichloressigsäureätzung für die nächsten Menstruationen die Schmerzen ein für allemal aufzuheben.

Des weiteren meinte Fließ, die Häufigkeit der hyperplastischen Veränderungen, welche sich bei der sog. nasalen Dysmenorrhöe immer als Ursache erhöhter Erregbarkeit der Genitalstellen fänden, sei auf die vielfachen im Kindesalter oder auch später durchgemachten Infektionskrankheiten wie Scharlach, Masern, Influenza zurückzuführen. In den anderen Fällen, wo solche Krankheiten fehlten, entwickelten sie sich aber allmählich aus den angeblichen physiologischen Vorgängen in der Nase während der Menses, wie er sie beschrieben und die ich oben wortgetreu zitierte. Ferner meinte er gerade die Frauen, welche an Empyemen der Nebenhöhlen litten, böten deshalb die schwerst zu beeinflussenden Fälle nasaler Dysmenorrhöe dar, da die Entstehung und immer wieder neue Entstehung solcher Hyperplasien an den Genitalstellen der Nase durch den an ihnen herabfließenden Eiter immer wieder begünstigt würde.

Alle diese Behauptungen konnten nun von Kuttner u. a.: Chiari, Réthi, Schäffer, Gompertz, Pauli, Lindner, Imhofer, Seifert entweder gar nicht, oder doch nicht in dem von Fließ und Schiff behauptetem Maße anerkannt werden. Aber alle leugnen nicht — auch der schärfste Kritiker der Fließschen Lehre nicht, Kuttner — die Tatsache, daß hier und da günstige Beeinflussung dysmenorrhöischer Beschwerden auf nasalem Wege überhaupt möglich sei. Und das kann ja wohl jeder Rhinologe aus seiner Tätigkeit bestätigen. Leugnen aber muß man besonders nach den Kuttnerschen exakten Nachprüfungen und denen Seiferts die von Fließ und Schiff postulierte typische

Regelmäßigkeit der angeblich während der Menses immer vorkommenden, normalen, physiologischen Erscheinungen, wie ich sie am Beginne dieses Kapitels dem Wortlaute nach wiedergegeben habe. Kuttner konnte mit seinen Versuchen nur in den seltensten Fällen diese angeblich typischen Veränderungen, Schwellungen, neuralgischen Schmerzen auf Sondenberührung usf., ebenso Seifert u. a., auslösen. Als Ausnahme also nur. Da kann gewiß von physiologischen Vorgängen nicht gesprochen werden, wennschon selbst zugegeben werden darf, daß es an sich nicht so schrecklich unwahrscheinlich wäre, wenn sich, wie alle Organe, schließlich auch die Nase während der das ganze körperliche und seelische Leben so beeinflussenden Menstruation in irgendeiner Form an dem Vorgang beteiligte. Dann wäre es aber auch trotzdem ebensowenig richtig, von normal physiologischen nasalen Veränderungen zu sprechen. Sie hätten dann auch nichts für sich allein rein Typisches. Eines aber möchte ich anfügen, wozu die bereits erwähnten Killianschen Untersuchungen über die Hypersensibilität der Nase auffordern, die Untersuchung mit der Sonde zur Feststellung der Fließschen angeblichen neuralgischen, regelmäßigen, nasalen Menstruationsveränderungen, muß bei Nachprüfungen durch die Fadensonde oder noch feinere Berührungsinstrumente ersetzt werden.

Es bleibt zweifelsohne ein Verdienst Kuttners, Seiferts u. a., die Übertreibungen, zu denen die von Benedickt mit dem Namen der Nasenmessiade belegten sog. Fließ-Schiffsche Lehre geführt haben, auf ein nüchternes, der Wahrheit mehr als der Phantasie dienendes Maß zurückgeführt zu haben.

Beziehungen also zwischen Nase und Genitalsphäre bestehen sicher auch hier. Sie gehören aber hier in das Gebiet der Pathologie und nicht in das der Physiologie und sind nicht das Alltägliche, sondern nur die Ausnahme. Übrigens sei noch angeführt, daß es Kuttner und anderen gelang, die Folgen des Kokainversuches, d. h. die Aufhebung des Leib- und Kreuzschmerzes auch durch Bepinselungen mit Menthol, Eukain und endlich mit reinem Wasser zu erzielen, und daß dies ebenso wie von den sog. Genitalstellen auch von jedem anderen Punkt der Nase, des Pharynx, des Kehlkopfes in gleicher Weise möglich war.

Die Beobachtungen der gekreuzten Wirkung, d. h. wenn z. B. die linke Nase an den erwähnten Stellen kokainisiert war, die Schmerzen auf der rechten Bauchseite z. B. aufhörten, daß endlich die Anästhesierung der unteren Muscheln die Leibschmerzen, die der Tubercula septi die Kreuzschmerzen angeblich beseitigten, seien mehr der Kuriosität halber nicht vergessen. Da verwickelten sich sogar die Anhänger der ganzen Lehre untereinander in Widersprüche. Und auch hier war es der Fanatismus, welcher der Exaktheit hinderlich war.

Daß auch in jüngster Zeit diese ganze Sache wieder mehr aufgerollt wird, z. B. durch Siegmund, der ja eine Unzahl chirurgischer und gynäkologischer Eingriffe, welche Schmerzen besonders beseitigen sollen, durch eine einfache Nasenbehandlung ersetzen will, leistet der Sicherheit all dieser Anschauungen gewiß keinen erheblichen Dienst, ebensowenig wie die 60 000 Galvanokaustiken Bonniers. Koblanck und Roeder haben dann wieder den Versuch unternommen, experimentell den Zusammenhang zwischen Genitalapparat und Nase zu erforschen und fanden, daß nach totaler Resektion einer unteren Muschel bei jungen Hunden und Kaninchen die Genitalorgane embryonale Ausbildung behielten und die Tiere sexuell sich indifferent verhielten. Vielleicht gelingt es auf diesem Wege, das Wahre und Falsche zu trennen und wie die Verfasser hoffen, die zum Teil vorhandenen Erfolge der Nasenbehandlung bei Genitalleiden richtig zu deuten und so einen wirklichen Maßstab für ihre Anwendung zu finden.

Literaturverzeichnis.

Albrecht, Immunisierung gegen Heufieber. Deutsche med. Woch. 1912. Nr. 19.

Andews, Trifacial reflexes, with special reference to diseases of the eye, ear, nose and thorax. Journ. otol. etc. 1912. Bd. 6. Nr. 9.

Bárány, Studien über den Niesreflex.

Berkart, On bronchial asthma. Toronto and Melbourne 1911. Frewde.

Bonnier, Die nasobulbären Reflexbezirke. Arch. internat. de Laryng. Bd. 33. H. 2.

Bruns, Unterdruckatmung für die Behandlung der Atmungs- und Kreislaufsstörungen. Intern. Kongr. f. Physiotherapie März 1913.

Cholewa, Über Asthma. Med. Klin. 1912. Nr. 28.

C l o e t t a, Zur experimentellen Pathologie und Therapie des Asthma bronchiale. Arch. f. exper. Pathol. Bd. 73.

C o v o k s h a u k, Pituitrin bei Asthma bronchiale. Lancet März 1913.

D a r d e l, Der vasomotorische Schnupfen und die arthritische Diathese. Arch. génér. de Med.

E l l e r n, Über die immunisatorische Behandlung des Heufiebers nach *Wright*. Deutsche med. Woch. 1912. Nr. 34.

E p h r a i m, Über endobronchiale Therapie. Berl. klin. Woch. 1910. Nr. 27. 28

E p h r a i m, Die endobronchiale Behandlung des Bronchialasthma usw. Arch. f. Laryng. Bd. 26.

E p h r a i m, Zur Theorie des Bronchialasthma. Versammlg. d. Ver. Deutscher Laryng. 1913.

E p h r a i m, Über die Wirkung des Adrenalins beim Asthma bronchiale etc.

E m m e r i c h und L o e w i, Erfolgreiche Behandlung des Heufiebers durch lange Zeit fortgesetzte tägliche Kalziumzufuhr. Münchn. med. Woch. 1913. Nr. 48.

F r o e s e, Nasenoperationen zur Beseitigung von Kopfschmerzen. Deutsche med. Woch. 1913. Nr. 20.

G a z t e l u, Die Psychoneurosen in der Rhinolaryngologie. Rev. esp. de Laring. Nov.-Dez. 1911.

G i b s o n, Die Verschiedenheiten in der Behandlung des Asthma. Brit. med. Journ. Okt. 1912.

G o l d m a n n, Zur Ätiologie des Asthma bronchiale. Verh. d. Deutsch. Laryng. 1912.

G o l d s c h m i d t, Über Asthma. Zeitschr. f. Balneol. Bd. 5.

G r o ß m a n n, Therapie bei Tic douloureux. Wien. klin. Woch. 1913. Nr. 44.

G r o ß m a n n, Experimentelle Beiträge zur Lehre vom nasalen Asthma. 16. intern. med. Kongr. Budapest u. Wien 1910. M. Perles.

G r ü n w a l d, Ein einfaches Verfahren der tracheo-bronchialen Injektion zur Asthmabehandlung. Münchn. med. Woch. 1913. Nr. 25.

H e e r m a n n, Über die Lehre von den Beziehungen der oberen Luftwege zu der weiblichen Genitalsphäre. Samm. zwangl. Abhandl. a. d. Geb. d. Nasen-, Ohren-, Mund- u. Halskrankh. Halle 1904. Marhold.

H e n k e, Die endobronchiale Behandlung des Asthma.

H e n k e s, Nasenkrankheiten und Dysmenorrhöe. Ned. tijdschr. voor geneesk. Aug. 1913.

H o f f m a n n, Die Behandlung des Asthma bronchiale und verwandter Zustände mit Kalziumsalzen. Therap. Monatsh. Mai 1912.

H o f f m a n n, Kalziumsalze bei Bronchialasthma und Heufieber. Münchn. med. Woch. 1912.

K a s s o w i t z, Über chronisches Asthma der Rachitiker. Wien. klin. Woch. 1913. Nr. 10.

K a y s e r, Die Behandlung des Asthma bronchiale und verwandter Zustände mit Kalziumsalzen. Therap. Monatsh. 1912. H. 3.

K e y z e r, Der Gebrauch der Adrenalinlösung bei Asthma bronchiale. Ned. tijdschr. voor geneesk. Okt. 1913.

K i l l i a n, Diskussionsbemerkung zum Vortrage Ephraims. Verh. d. Ver. Deutscher Laryngol. 1913.

K o b l a n c k und R o e d e r, Tierversuche über Beeinflussung des Sexualsystems durch nasale Eingriffe. Berl. klin. Woch. 1912. Nr. 40.

K r a u s e, Beitrag zur Therapie des Asthma. Arch. ital. di Laring. 1913. Fast. 3.

K n o p f, Über Asthma bei Kindern und dessen Behandlung. Berl. klin. Woch. 1912. Nr. 33.

K u t t n e r, Die nasalen Reflexneurosen und die normalen Nasenreflexe. Berlin 1904. Hirschwald.

L a n k h o z t , Solutio adrenalini bei Asthma bronchiale. Ned. tijdschr. voor geneesk. Aug. 1913.

L e d e r e r , Über ein noch nicht beschriebenes Krankheitsbild der spasmophilen Diathese. Wien. klin. Woch. 1913.

L e v i n s t e i n , Zur Pathologie und Therapie vom Tuberculum septi ausgehender Reflexneurosen. Zeitschr. f. Laryng., Rhin. u. ihre Grenzgeb. 1913. Bd. 6. H. 2.

M a r x , Über Reflexhusten, seine Ursache und Behandlung. Zeitschr. f. Ohrenheilk. Bd. 65.

M e n g o n i , Reflexneurosen nasalen Ursprungs. Arch. ital. di otol. 1913. Bd. 24. Nr. 5.

M ü l l e r , Ethmoiditis und Asthma. Diss. Göttingen 1912.

R i e t s c h e l , Bronchotetanie, Bronchialasthma und asthmatische Bronchitis im Säuglingsalter. Monatsschr. f. Kinderheilk. Bd. 14. Nr. 5.

S ä n g e r , Über die psychische Komponente unter den Asthmaursachen. Berl. klin. Woch. 1912. Nr. 8.

S e i f e r t , Kritische Studie zur Lehre vom Zusammenhang zwischen Nase und Geschlechtsorganen. Zeitschr. f. Laryng., Rhin. u. ihre Grenzgeb. 1912. Bd. 5.

S i e g e l , Das Asthma. Jena 1912. Fischer.

S i e g e l , Vibrationsmassage bei Asthma. Ther. d. Gegenw. 1912. Nr. 2.

S i e g m u n d , Die nasalen Reflexleiden in ihren Beziehungen zur chirurgischen und gynäkologischen Diagnostik. Berl. Klin. 1912. Sept.

S t i c k e r , Das Heufieber und verwandte Störungen. Klinik der Idiopathien. Leipzig. Hölder. 2. Aufl.

S c h e l t e m a , Asthma und asthmaähnliche Affektionen bei Kindern. Ned. maandsschr. voor verlosk. etc. 2. Jahrg. Nr. 2.

S t ä u b l i , Beitrag zur Kenntnis und zur Therapie des Asthma. Münchn. med. Woch. 1910. Nr. 3.

S c h l e s i n g e r , Beitrag zur endobronchialen Behandlung des Asthma bronchiale. Arch. f. Laryng. Nr. 28.

S c h m i d t , M o r i z - M e y e r , Krankheiten der oberen Luftwege. Berlin 1913. Springer.

S p i e ß , Diskussionsbemerkung zum Vortrage Ephraims. Verh. d. Ver. Deutscher Laryngol. 1913.

T r é t o p ,Les migraines et céphalées d'origine nasopharyngeus ou auriculaire. Rev. heb. de Laryng. 1912. Nr. 35.

T s c h i a s s n y , Über therapeutische Beeinflussung neuropathischer Erscheinungen usw. Monatsschr. f. Ohrenheilk. usw. 1912.

v. T o v ö l g y i , Eine vereinfachte Einführungsmethode des Ephraimschen Endobronchialsprays. Berl. klin. Woch. 1912. Nr. 21.

W a s s e r m a n n , Endonasale Asthmatherapie. Münchn. med. Woch. 1912. Nr. 1. — Deutsche med. Woch. 1912. Nr. 9.

W e i ß , Neuer Weg zur Asthmabehandlung. Deutsche med. Woch. 1912. Nr. 38.

W e i j e r , Solutio Adrenalini bei Asthma bronchiale. Ned. tijdschr. voor geneesk. 1913. Aug.

Z a b e l , Verschwinden eines schweren Asthmaanfalles unter einer Röntgenbestrahlung. Mecklenb. Ärztevereinsbund 9. Juni 1911.

Z a r n i k o , Die Krankheiten der Nase und des Nasenrachenraumes. Berlin. Karger.

Z o g r a f i d e s und T s i m i n a k i s , Zur Ätiologie und Therapie der Epilepsie. Wien. klin. Woch. 1912.

Druck: Otto Wigand'sche Buchdruckerei G. m. b. H., Leipzig.

FSC
www.fsc.org
MIX
Papier | Fördert
gute Waldnutzung
FSC® C083411

Zeitfracht Medien GmbH
Ferdinand-Jühlke-Straße 7
99095 Erfurt, Deutschland
produktsicherheit@kolibri360.de